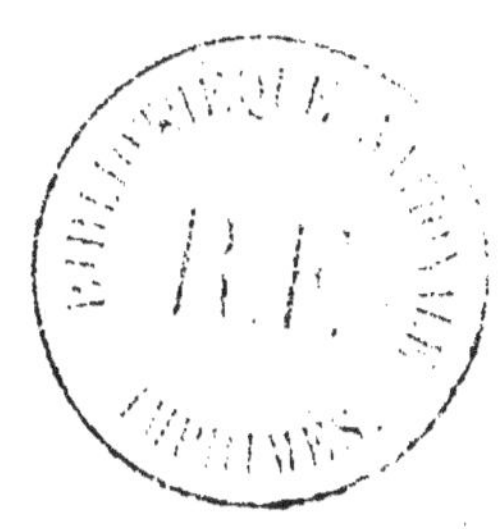

ÉTUDE MÉDICALE

SUR LA

MORT DE CHARLES IX

ÉTUDE MÉDICALE

SUR LA

MORT DE CHARLES IX

PAR

LE Dr A. CORLIEU

Lauréat de l'Académie de Médecine, Médecin de l'Assistance Publique,
Chevalier de l'Ordre de Charles III.

PARIS

J.-B. BAILLIÈRE ET FILS

LIBRAIRES, 19, RUE HAUTEFEUILLE

1871

ÉTUDE MÉDICALE

SUR LA

MORT DE CHARLES IX

I

En parcourant dernièrement, au Musée du Louvre, les salles de sculpture de la Renaissance, je me suis arrêté tout machinalement devant un buste dû au ciseau de Germain Pilon et portant le n° 130. Non pas précisément que ce buste fût un chef-d'œuvre de notre sculpteur, non pas que le personnage qu'il représentait me fût bien sympathique; mais la guerre civile que nous déplorions réveilla en moi le souvenir des guerres de religion, et le buste devant lequel j'étais arrêté était celui de Charles IX, l'un des auteurs de la Saint-Barthélemy.

Puis, je me suis reporté par la pensée à ce temps déjà bien éloigné où, assis sur les bancs du collége, j'entendais notre professeur d'histoire nous raconter que Charles IX était mort dans des convulsions, rendant le sang par la peau et en proie à des visions effrayantes.

Notre professeur était un habile homme, savant en histoire; mais il suivait les errements de tout le monde relativement à la fin prématurée de Charles IX.

Tâchons d'extraire la vérité d'après les médecins et les chroniqueurs du temps.

II

Charles IX était le deuxième fils de Henri II et de Catherine de Médicis ; né le 2 mai 1550, il succéda à son frère aîné François II, le 5 décembre 1560, à l'âge de dix ans.

Son éducation fut cultivée (1), et l'on sait qu'il aimait les arts, la musique et tournait le vers français avec assez d'habileté. De plus on lui avait donné le goût des exercices du corps : il était bon joueur au ballon, élégant danseur et chasseur excellent. Il n'était pas étranger aux travaux manuels, battait l'enclume et fabriquait des armes, « ce qui le rendait moins sujet aux femmes, » dit de Thou — qui prétend qu'il n'en a jamais aimé qu'une seule en sa vie, Marie Touchet, sa maîtresse. D'Aubigné prétend au contraire qu'il « étoit acharné à toutes sortes d'amours ». On voit qu'en cela de Thou n'est pas d'accord avec les autres historiens, qui accusent Charles IX de s'être « fait un jeu de corrompre les femmes et les filles. »

Il était sobre, ne buvait presque pas de vin, mangeait peu, ne dormait guère : depuis la Saint-Barthélemy surtout, son sommeil était souvent troublé par des rêves et des visions pénibles.

Mais sous le rapport moral, son éducation laissait beaucoup à désirer. Le jeune prince était cruel : dès son enfance il avait assisté au carnage des bêtes fauves, et cette vue, loin de lui déplaire, paraissait même avoir pour lui beaucoup d'attraits. « Jurer, se parjurer, blasphémer le nom de Dieu, déguiser sa foi, sa religion..., voilà ce qu'on lui a enseigné de bonne heure comme un jeu » (2).

Du reste, Charles IX ne faisait en cela que suivre les tristes habitudes de la cour, dont les mœurs, à cette époque, étaient très-relâchées.

Quant au physique, si l'on contemple attentivement le buste de Charles IX, fait en 1568, quand le prince avait dix-huit ans ; si l'on cherche à reconnaître s'il n'existe pas déjà quelque trace physiognomonique de maladie thoracique, on ne constate rien. Le corps semble un peu voûté, la tête est légèrement inclinée à gauche ; l'embonpoint est normal, le visage est ovale, le nez fort et un peu pointu, le sillon naso-labial peu marqué ; les buccinateurs sont dé-

---

(1) Son précepteur était Amyot ; son gouverneur M. de Sipierre, homme de mœurs pures ; à la mort de de Sipierre, ce fut le maréchal de Retz, de mœurs légères.

(2) De Thou, liv. 52.

veloppés, l'orbiculaire de la lèvre supérieure est proéminent, peut-être à cause de l'exercice violent de ces muscles dans l'action de sonner de la trompe, ce que le jeune roi faisait souvent et avec assez d'habileté Les lèvres sont pincées ; les cheveux sont courts, assez abondants ; le visage est encore imberbe. L'ensemble de la physionomie a quelque chose de lymphatique, et l'on éprouve en la contemplant un sentiment glacial tout particulier, sans doute en se rappelant les actes du règne de Charles IX. La tête est large sur les côtés, indice de la destructivité, selon les phrénologistes ; les lèvres pincées, comme celles de Robespierre, indiquent une cruauté inexorable. De Thou trouvait au roi la taille belle, le regard fier, le visage pâle et plombé, le corps bien proportionné.

Comme antécédents de famille, rappelons que Charles IX est petit-fils de François Ier, qui fut affecté de syphilis fort mal traitée. Il n'y a rien à noter du côté de son père Henri II, mort accidentellement à 41 ans : seulement n'oublions pas que Henri II eut une vie très-licencieuse et pleine d'excès. Quant à sa mère Catherine de Médicis, elle mourut à l'âge de 70 ans. Son frère aîné, François II, mourut dans sa dix-septième année, après vingt jours de maladie, d'un abcès froid dans l'oreille gauche (1).

Voilà tout ce que nous pouvons savoir sur les antécédents de Charles IX. Nous ne dirons rien de la fameuse saignée faite par Portal, saignée qui fut suivie de symptômes effrayants, et dont Ambroise Paré contribua à arrêter les effets, qui d'ailleurs n'ont eu aucune influence sur sa santé. C'est à cette cure qu'on attribue généralement l'attachement du roi pour son chirurgien. Mais telle n'est pas l'opinion de Brantôme : pour lui l'attachement du prince a une autre source. Il prétend que Charles IX a été affecté d'une maladie vénérienne pour laquelle, au temps de la Saint-Barthélemy, il recevait des soins d'Ambroise Paré, et que ce fut l'une des raisons pour lesquelles le chirurgien échappa au massacre (2).

Notre professeur d'histoire ne nous avait pas dit cela, et pour cause assurément.

---

(1) Le dimanche 15 novembre 1560, pendant les vêpres, Franço's II eut une syncope et ressentit de violentes douleurs dans l'oreille gauche où il avait un abcès invétéré, sans doute un abcès froid. La fièvre se déclara. Du 15 au 25 novembre, même état ou à peu près, sans aggravation notable. A partir du 25 novembre le mal fit des progrès, et le 5 décembre François II expirait.

(2) Brantôme, VIII, pag. 204. Ed. 1787.

Que Charles IX ait eu une maladie vénérienne,—la syphilis, peut-être, — nous ne saurions le contester, et l'histoire nous a prouvé que

> ... la garde qui veille aux barrières du Louvre
> N'en défend pas nos rois.

D'ailleurs c'est dans les choses possibles ; la vie licencieuse de la cour nous autorise à le croire, bien que de Thou se fasse pour ainsi dire garant de la bonne conduite du roi. Mais Brantôme va peut-être un peu loin quand il dit que c'est cette maladie vénérienne qui a conduit le roi au tombeau. Elle aurait pu y contribuer, mais indirectement.

Passons sur la Saint-Barthélemy, trop connue pour nous y arrêter. Le soir et le lendemain de cet horrible massacre, Charles IX fit mander Ambroise Paré. Après l'état de surexcitation dans lequel le roi s'était trouvé pendant deux jours, il tomba dans l'affaissement, eut des remords, la fièvre, des hallucinations. On en aurait à moins. « Ambroise, dit-il, je ne sçay ce qui m'est survenu depuis « deux ou trois jours, mais je me trouve l'esprit et le corps gran-« dement esmeus, voire tout ainsy que si j'avois la fiebvre, me « semblant à tout moment, aussy bien veillant que dormant, que « ces corps massacrez se présentent à moy, les faces hydeuses et « couvertes de sang (1). »

Cet état ne dura pas. On conseilla au roi de chercher des distractions dans la chasse, à laquelle il se livra avec plus d'ardeur qu'auparavant.

Ainsi, remords, débauches, emportements violents, courses forcenées à cheval, matinées entières passées à sonner du cor, excès de chasse, et par conséquent alternatives de chaud et de froid, toutes ces causes, jointes aux antécédents de famille, altérèrent la santé du jeune roi. Il y en avait assez là pour développer quelque germe de phthisie ou tout au moins de maladie des poumons ou de leurs enveloppes.

Voilà pour les causes physiologiques, physiques, et psychiques ou morales.

III

Charles IX était en outre sujet à des hémoptysies fréquentes

---

(1) Sully, *Coll. des Mém.* 1 vol., 2ᵉ sér., p. 245.

qui le reprirent vers Noël 1573 (1). D'après les mémoires de Marguerite de Valois, sa sœur, la dernière maladie de Charles IX commença cette même année, à l'époque où Henri partit pour la Pologne.

Le 28 septembre 1573, il était à Villers-Cotterets, et avait voulu conduire son frère jusqu'à la frontière de France, mais il tomba malade à Vitry. « Le Roy, dit Cheverny, avoit une « maladie des poulmons qui luy occasionnoit souvent des accidens « périlleux. » — Il commença, dit D'Aubigné, « à se trouver mal « d'une fiebvre lente qui croissoit tous les jours, ce qui donna de « quoy deviser à toutes sortes de gens, accordans à cette maladie « les menées de la Reyne-mère pour prolonger le partement du « Roy de Poulogne jusques après l'hyver. »

De Vitry, Charles IX retourna à Saint-Germain. Les crachements de sang étaient plus abondants et plus fréquents. Quelques-uns des médecins du roi s'en inquiétèrent.

Vers les jours gras— du 21 au 23 février 1574 — il y eut un complot contre lui. Il était question de tentatives d'empoisonnement et de menées sourdes dirigées par des partisans du roi de Pologne et par son beau-frère Henri (IV) de Navarre, et auxquelles on prétendait que Catherine n'était pas étrangère. Tous ces bruits qui parvinrent jusqu'au roi le mirent dans de grands accès de colère et le déterminèrent à quitter Saint-Germain pour se rendre à Vincennes. Il se fit conduire en litière de Saint-Germain au faubourg Saint-Honoré, chez le maréchal de Retz, où il logea, puis de là à Vincennes où il menait une vie tranquille et calme, ne se levait plus, ce qui n'empêcha pas les hémoptysies de revenir de temps en temps.

Vers le mois de *mai* 1574, il garda le lit, recevant des soins de Jean Marillac. Il avait une fièvre continue, la respiration gênée, une expectoration sanguinolente, les yeux caves, la face livide, les pommettes rouges, les lèvres brûlantes, une soif ardente (2). De continue, la fièvre devint tierce, quarte, puis erratique avec frissons.

Le médecin n'y reconnut rien. « Tant y a que les médecins y per« dirent leur latin, d'autant qu'ils ne purent jamais bien cognoistre « sa maladie, car il luy subvint une fiebvre erratique qui tantost « estoit quarte, tantost continue, et pensoit M. Mazille, son premier « médecin, qu'il se porteroit de bien en mieulx, ainsy que la fiebvre diminueroit..... (3) »

---

(1) Cheverny. *Mém. Ed. Pant. litt.*, p. 233.
(2) D'Aubigné, *Hist. univ.*
(3) Brantôme. *Vie des grands capitaines.* Ed. Panth. litt., p. 564.

Les frissons, les accès fébriles indiquaient assez la formation de la collection purulente. Dans l'ignorance où l'on était de la nature de la maladie, le traitement a dû être bien insignifiant. Brantôme, cet indiscret courtisan, nous raconte que, malgré sa maladie, le roi eut des rapports avec sa femme, ce qui hâta la terminaison. « Aulcuns ont voulu « dire que durant sa maladie, il s'échappa après la reyne sa femme « et s'y eschauffa tant qu'il en abbrégea ses jours ; ce qui a donné « subjet de dire que Vénus l'avoit faict mourir avec Diane. Ce que « je n'ay sceu croire (1). »

Le 26 *mai*, le roi était toujours alité et le mieux ne se faisait pas sentir. Il fit demander le comte de Cheverny, un de ses officiers, pour s'entretenir avec lui des affaires de l'Etat. « Pendant les der- « niers jours de sa vie, le roy, dit-il, me faisant un jour cet hon- « neur de me parler dans son lict et voyant que malaysément il « respiroit et prenoit son vent, je jugeay et apperceus qu'il estoit « fort proche de sa mort, veu les advis particuliers que j'avois à « toute heure de sa disposition (2). »

Cheverny fut inquiet de l'état dans lequel il trouva le roi et il en fit part à la reine mère, Catherine de Médicis, à cause surtout de l'absence de son troisième fils, Henri, qui était en Pologne. Catherine, fort confiante en ce que disaient les médecins, ne voyait pas la gravité de la position du roi. Cependant, d'après les instances de Cheverny, elle demanda qu'une consultation eût lieu le lende-demain, 27 *mai*, — consultation qui se fit en présence du chancelier de Birague, et des conseillers de Morvilliers et de Limoges ; Cheverny, par discrétion, refusa d'y assister.

Dans cette consultation, on établit que la maladie du roi était une simple fièvre tierce, sans aucun danger. Ainsi, ni l'expectoration, ni les hémoptysies, ni la dyspnée, ni les suffocations n'éveillèrent l'attention des consultants sur l'état des organes thoraciques, et pourtant on savait que le roi toussait souvent. On avait l'esprit tourné d'un autre côté.

Le vendredi 28 *mai*, « sur les deux heures après midy, le Roy

---

(1) D'après Sauval, qui avait entre les mains un excellent manuscrit de Brantôme, les quatre mots *la Reyne sa femme* auraient été mis, par un éditeur, à la place des trois initiales L. R. M. (la Reine Margot), car le bruit courait que Charles IX avait des rapports incestueux avec sa sœur Marguerite de Valois. — V. Pierre Dufour, *Hist. de la Prostitution*, t. V, p. 354,

(2) Cheverny, *Mémoires*, Ed. Panth. litt., p. 232.

« ayant faict appeler Mazille, son premier médecin, et se plaignant
« de grandes douleurs qu'il souffroit, luy demanda s'il n'estoit pas
« possible que luy, et tant d'autres grands médecins qu'il y avoit
« en son royaume, luy pussent donner quelque allégement en son
« mal, car je suis, dit-il, horriblement et cruellement tour-
« menté (1). » Mazille répondit que les médecins avaient fait tout ce
qui dépendait de leur art, que toute la Faculté s'était réunie la
veille pour y porter remède, qu'il fallait attendre et s'en rapporter
à Dieu.

Le 29 *mai*, au matin, il y eut un peu d'amélioration; car Brantôme rapporte « que le jour avant sa mort, il se portoit très-bien;
« nous croyons (sic) tous, dit-il, qu'il s'en alloit guéry. » Charles IX
s'occupa des affaires de l'Etat, de la Régence, etc.

La nuit du 29 *au* 30 *mai*, le roi fait appeler de nouveau Mazille à
cause des douleurs qu'il éprouvait. Aucun auteur contemporain, si
ce n'est d'Aubigné, ne parle des hémorrhagies cutanées qui auraient
été le prélude, sinon la cause, de la mort de Charles IX. « Aux ex-
« trêmes douleurs, dit d'Aubigné (2), il sortait du sang par les
« pores de la peau de ce prince, presque en tous endroits. » Si ce
phénomène eût existé, comment expliquer le silence des historiens
contemporains à ce sujet ? Comment aussi expliquer que les médecins n'eussent vu dans la maladie qu'une fièvre qui devait guérir
après une crise ? Comment expliquer les paroles rassurantes
du médecin Mazille à la reine mère Catherine ? Et d'ailleurs les
hémorrhagies cutanées sont un phénomène trop rare pour ne pas
attirer toute l'attention des médecins, et cela d'une façon toute
spéciale.

Mazille ne trouva pas la situation du roi plus grave; il l'exhorta à
la patience, à avoir confiance en Dieu, lui recommanda le repos. Il
fit retirer tout le monde de la chambre du malade, à l'exception de
La Tour, de Saint-Prix et de la nourrice. Le rôle de la femme de
Charles IX, Elisabeth ou Isabelle d'Autriche, est bien effacé dans
toute cette maladie. Brantôme seulement, qui estime beaucoup la
jeune reine, nous la fait intervenir d'une façon assez singulière.
Cependant, dans son livre « *Des grandes Dames* » il lui consacre un
chapitre fort élogieux, dans lequel il nous la représente comme une
épouse modèle, malgré les fautes et les torts de son royal époux. Il

(1) L'Estoile. Éd. Petitot, t. XLV, 1re sér., p. 86.
(2) D'Aubigné, ouv. cit.

paraît qu'à la Cour l'étiquette ne laisse point place aux senti-
ments.

La seule personne qui resta la nuit avec La Tour et Saint-Prix
était, comme nous venons de le voir, la nourrice du roi, qu'il aimait beaucoup, bien qu'elle fût huguenote.

« Comme elle se fust mise sur un coffre et commençoit à som-
« meiller, elle entendit le roy se plaindre, pleurer et soupirer ; elle
« approche tout doucement du lict et, tirant la custode (rideau), le
« roy commença à lui dire, jetant un grand soupir et larmoyant si
« fort que les sanglots luy interrompoient la parole : Ah ! ma nour-
« rice ! ma mie ! ma nourrice ! que de sang et de meurtres ! Ah !
« que j'ay suivy un méchant conseil ! Oh ! mon Dieu ! pardonne-
« les-moy et me fais miséricorde, s'il te plaist ! je ne sçay où j'en
« suis, tant ils me rendent perplexe et agité. Que deviendra tout
« ceci ? que ferai-je ? Je suis perdu, je le vois bien ! » (1)

La nourrice le rassura par quelques paroles consolantes, lui
donna un nouveau mouchoir, car le sien était tout mouillé de ses
larmes, ferma le rideau et le laissa reposer.

Le 30 *mai*, dimanche de la Pentecôte, le médecin assure encore
Catherine que le roi guérira, qu'il n'y a qu'une crise ; et cependant
Charles IX venait de signer l'ordonnance conférant la régence à sa
mère Catherine. Deux heures après la visite du médecin, la reine
mère s'était rendue à la messe du château de Vincennes ; mais le
médecin vint la prévenir pendant l'office que le roi était très-
mal (2).

Vers midi, vomissements et frissons. « Lors il rentra de rechef
« en ces accez de vomissements et frissons, et de plus en plus se
« sentant abbaisser et diminuer ses forces, pria qu'on ne luy
« parlast plus que de prières et oraisons... » (3)

L'agonie commença aussitôt et la mort arriva vers trois heures
et demie de l'après-midi, Charles IX étant âgé de 24 ans moins
vingt-huit jours.

« Le jour en suivant, son corps fut ouvert en la présence des
« magistrats, et n'y ayant esté trouvé en dedans aulcune meurtris-
« sure ny tache, cela osta publiquement l'opinion que l'on avoit
« de la poison... M. de Strozze et moy en demandasmes advis à

---

(1) L'Estoile, *ouv. cit.*
(2) Cheverny. — Dans ses *Mémoires*, Cheverny cite toujours Marillac
comme médecin du roi, et jamais Mazille. Y a-t il erreur de typographie ?
(3) Le vray Discours ou derniers propos de Charles IX, p. 13-14.

« maistre Ambroise Paré, son premier chirurgien. Il nous dit en
« passant et sans long propos qu'il estoit mort pour avoir trop sonné
« de la trompe à la chasse au cerf, qui luy avoit tout gasté son
« pauvre corps, et ne nous en dit pas plus. » (1)

L'opération de l'autopsie et de l'embaumement se faisait avec une
imposante gravité et d'après un cérémonial obligé.

Le roi étant mort, le premier médecin et le premier chirurgien,
assistés des médecins et chirurgiens ordinaires, se trouvent à l'ouverture du corps, ainsi que le grand chambellan, le premier gen-
tilhomme de la chambre, le maître de la garde-robe, accompagnés
des premiers valets de chambre et des valets de la garde-robe. Le
corps est posé sur une table, couvert d'un grand linceul, et le premier médecin commande aux chirurgiens d'en faire l'ouverture. On
dresse procès-verbal et le corps est embaumé par les chirurgiens,
puis moulé et exposé dans une chapelle ardente.

Nous trouvons, dans les œuvres de Guillemeau, le procès-verbal
en latin de l'autopsie de Charles IX, ce qui complète l'histoire de la
maladie. En voici la traduction :

« L'an 1574, la veille des calendes de juin (2), à quatre heures
de l'après-midi, fut faite l'ouverture du corps de Charles IX, roi de
France très-chrétien.

On aperçut et observa ce qui suit :

Tout le parenchyme du foie se trouve exsangue et desséché, et
les extrémités de ses lobes vers leurs parties concaves sont noi-
râtres.

La vésicule du fiel est vide, affaissée sur elle-même et un peu
noirâtre.

La rate est sans altération.

Il en est de même de l'estomac, dont le pylore est dans toute son
intégrité.

L'intestin colon est teint de jaune et d'ailleurs dans son état na-
turel.

L'épiploon est d'une mauvaise couleur, desséché, brisé en partie
et sans trace de graisse.

Les deux reins, la vessie et les uretères sont sains.

Le cœur est flasque et comme tabide ; le péricarde ne contient
pas de sérosité.

---

(1) Brantôme, p. 565.
(2) Le jour des calendes étant le 1er du mois, la veille des calendes de
juin est le 31 mai.

Le poumon gauche est tellement adhérent aux côtes jusqu'aux clavicules, qu'on ne peut l'en détacher sans le rompre et le déchirer : sa substance est toute pourrie. Dans l'intérieur du parenchyme, il s'est formé une vomique dont la rupture fournit un amas de pus de très-mauvaise odeur, et en telle quantité qu'il regorgeait par la trachée-artère et avait intercepté la respiration, d'où la mort soudaine du monarque.

Le poumon droit est sans adhérence, plus volumineux qu'à l'état normal, et rempli dans sa partie supérieure de mucosités écumeuses qui tenaient beaucoup de la purulence.

Le cerveau est parfaitement sain.

ONT SIGNÉ : *Médecins présents* : Mazille, Vaterre, Alexis Gaudin, Vigor, Lefevre, S.-Pont, Pietre, Brigard, Lafille, Duret.

Chirurgiens ayant pratiqué l'embaumement : Paré, D'Amboise, Dubois, Portal, Eustache, Dionneau, Lambert, Cointrel, Guillemeau (1). »

Disons en passant que, à part Duret comme médecin, Ambroise Paré et Guillemeau comme chirurgiens, ces dix-neuf médecins et chirurgiens royaux ne nous sont guère connus, même de nom. On voit qu'à cette époque comme aujourd'hui, il y avait place à la faveur.

Quant à Portal, il n'a rien de commun que le nom avec le fondateur de l'Académie de médecine. Il ne nous est connu que par la fameuse saignée faite à Charles IX, qui était bon prince au demeurant : car aujourd'hui il est peu de médecins qui ne seraient évincés d'une maison pour une petite opération aussi malheureuse.

IV

D'après les symptômes observés, d'après l'autopsie, quoique incomplète, nous pouvons établir que Charles IX a succombé à une *maladie des organes pulmonaires*, en partie méconnue par les médecins qui lui donnaient des soins. A gauche, il y avait pneumonie tuberculeuse du sommet avec pleurésie consécutive, collection purulente considérable résultant de la fonte des lobules, ayant com-

---

(1) Guillemeau. *Œuvres de Chirurgie*, éd. de Rouen, 1647.

primé la trachée-artère, les ganglions bronchiques, et ayant ainsi
occasionné les accès de dyspnée et de suffocation. La présence de
la collection purulente explique les accès de fièvre pseudo-inter-
mittente, puis la fièvre hectique.

A droite, la phthisie était moins avancée ; les tubercules étaient
ramollis dans le sommet du poumon, mais il n'y avait pas de
pleurésie. L'augmentation du volume du poumon droit est un des
signes de la pneumonie au second degré, pneumonie qui est se-
condaire à la présence des tubercules.

Quant à l'*état du foie*, le rapport est trop laconique pour satisfaire
un médecin quelque peu anatomiste. Cependant on semble autorisé à
y voir une des variétés de la dégénérescence amyloïde qu'on ren-
contre assez fréquemment dans la phthisie pulmonaire. — Y avait-
il des traces de syphilis tertiaire dont un contemporain accusait le
roi d'être infecté ? Nous ne le pensons pas, car le rapport ne signale
ni les dépressions, ni les cicatrices caractéristiques. A cette époque
on ignorait cette lésion anatomo-pathologique ; mais on l'aurait
sans doute signalée, sans en comprendre la signification. Que le
roi ait eu la syphilis, nous ne le nions pas ; mais la suite de la
maladie et l'autopsie n'ont rien révélé à ce sujet.

Quant à la *sueur de sang* signalée par d'Aubigné seul, et passée
sous silence par tous les médecins et les historiens du temps, nous
croyons qu'elle doit se réduire à un *purpura hemorrhagica*. Non pas
que les sueurs de sang ou *hématidroses* ne soient pas une affection
qu'on observe quelquefois, affection rare, il est vrai, qu'on doit rapporter aux sécrétions morbides et placer dans les cadres nosolo-
giques, à côté des hydropisies, des flux muqueux, etc.; mais si l'on
considère que Charles IX était malade depuis huit grands mois,
qu'il y avait de grands désordres dans les organes pulmonaires ;
si l'on songe à l'influence de la respiration sur la circulation cardiaque
et hépatique ; si d'un autre côté on se reporte à l'état de flaccidité,
de vacuité dans lequel était le cœur, et à l'état exsangue du foie, on
ne tardera pas à être convaincu qu'il y avait anémie profonde, et que
ces prétendues sueurs de sang ne doivent être que des taches de
purpura, qui n'ont été qu'un épiphénomène et n'ont nullement occasionné la mort du roi.

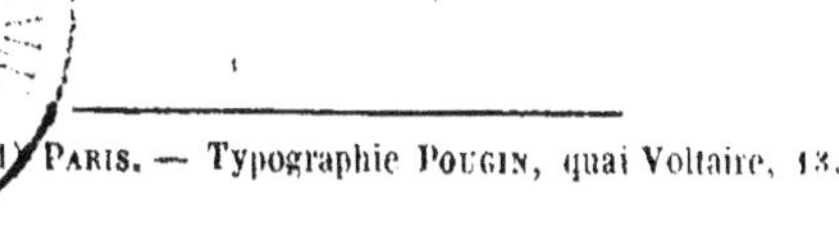

(1664-71) PARIS. — Typographie POUGIN, quai Voltaire, 13.